DE LA PROFESSION MÉDICALE
EN FRANCE
ET DES GRADES

QUI CONFÈRENT

LE TITRE DE MÉDECIN,

PAR

HOLBÉ-LEGRAND,

MÉDECIN DE LA FACULTÉ DE MÉDECINE DE PARIS ET DE L'ÉCOLE PRÉPARATOIRE DE REIMS,
EX-MÉDECIN DES HÔPITAUX MILITAIRES DE LILLE ET DE SAINT-OMER.

BEAUVAIS,
IMPRIMERIE DE CONSTANT MOISAND.

1866

AVANT-PROPOS.

Ceci n'est ni une attaque, ni une réclame; c'est une réponse à des insinuations injustes contre un titre honorable; c'est l'affirmation d'une vérité. A en croire certaines personnes, l'officier de santé n'a pour ainsi dire pas droit au titre de médecin, et n'est pas le collègue du docteur. C'est là une injustice qui a fait son temps, et le moment est venu de revendiquer énergiquement notre place dans la grande famille médicale.

J'aurai le courage de dire ici la raison qui a laissé vivre ce déni de justice : c'est la jalousie, c'est le défaut de confraternité entre les médecins voisins. Il n'est aucune des professions libérales où ce défaut du savoir-vivre soit aussi vivace que dans le corps médical. Je n'en rechercherai pas les causes, il me suffit de le constater; mais je ne puis me dispenser de dire que dans cette profession plus peut-être que dans plusieurs autres, le savoir-faire sert souvent plus que le savoir.

L'exercice de la pharmacie comporte deux ordres de pharmaciens, ceux de la première et ceux de la seconde classe; a-t-on jamais essayé de constester leur titre à ces derniers? Est-ce que la loi a distingué les formules qu'ils peuvent exécuter, les mélanges qu'ils peuvent opérer? Est-ce qu'ils ne sont pas tous pharmaciens? Est-ce qu'on s'est jamais prévalu de cette différence de grade pour appeler la clientèle?

Les avocats sont ou docteurs ou licenciés en droit, est-ce qu'on a jamais songé à contester aux licenciés le titre d'avocat? Est-ce que la loi a établi parmi les causes à défendre, les droits à soutenir, la part des docteurs en droit et celle des licenciés? Pourquoi en serait-il différemment aujourd'hui pour les deux classes qui ont droit au titre de médecins? Est-ce que les jurys d'examen pour la médecine ne sont pas aussi aptes que ceux pour le droit et la pharmacie à discerner le mérite, à évincer les incapables? Est-ce que le corps médical n'apporte pas aussi toute la sollicitude possible dans son recrutement?

Il y a là évidemment, je le répète, une injustice qui a fait son temps; il n'y a aujourd'hui qu'une voie pour arriver au titre de médecin, les écoles et le travail, il est donc juste que ceux qui ont combattu les mêmes difficultés et qui ont le même savoir, que ceux qui combattent chaque jour contre la mort avec les mêmes succès, récoltent les mêmes fruits.

DE LA PROFESSION MÉDICALE

EN FRANCE

ET DES GRADES

QUI CONFÈRENT LE TITRE DE MÉDECIN.

La loi en France reconnaît deux ordres de médecins : les docteurs en médecine et les officiers de santé. Cette distinction dans les grades est ancienne; elle est appelée probablement à disparaître, parce que la médecine est une et qu'il n'est pas plus possible qu'il y ait des demi-médecins, qu'il n'y a de demi-médecine. On pourrait presque dire que de nos jours cette distinction a cessé d'exister dans les écoles et que les noms seuls sont restés dans la loi.

Il y a en effet une grande différence dans les garanties exigées aujourd'hui des officiers de santé, comparées à ce qu'on leur demandait avant le décret du 22 août 1854.

Autrefois il y avait en France trois écoles principales où l'on enseignait la médecine : c'étaient les facultés de Paris, Montpellier, Strasbourg, et quelques autres sous le nom d'écoles secondaires de médecine ; mais le nombre de ceux qui y recevaient le diplôme était trop restreint ; c'est à peine s'ils pouvaient suffire aux soins que réclamaient les villes; les campagnes eussent été complétement abandonnées s'il n'y avait pas eu en faveur du second ordre de médecins, qu'on appelait les officiers de santé, des facilités plus grandes pour la prise du diplôme. Comme les écoles régionales n'étaient pas organisées, que l'enseignement n'était pas mis à la portée de chacun comme aujourd'hui, la loi ne pouvait pas exiger d'eux les garanties qu'elle réclame maintenant. Il suffisait à cette époque de se présenter devant le jury départemental avec un certificat de six années d'études sous un docteur ou de cinq an dans les hôpitaux pour être admis à subir l'examen. Il n'y a qu'à songer à ce qu'il était possible d'apprendre avec une telle organisation pour voir ce que devaient être les épreuves de l'examen. En effet, le docteur qui devait plus tard signer le certificat d'études, en supposant qu'il voulût s'occuper sérieusement de ses élèves, ne pouvait leur consacrer que le temps qui lui était laissé par sa clientèle, c'est dire déjà toute l'irrégularité des leçons; il ne pouvait de plus enseigner que la théorie d'une science où tout est variable et modifié à chaque instant par tant de circonstances diverses. En effet, il ne pouvait pas se présenter chez les malades avec ses élèves; le médecin qui a toute la confiance de son client éprouve parfois, de nos jours, trop de résistances dans l'examen que les maladies réclament pour supposer que de ce temps-là chaque malade eût permis cet examen aux élèves qui eussent accompagné le médecin; et puis, les forces des malades ne leur permettent pas toujours de supporter les fatigues de ces examens divers. Donc, en supposant que les élèves fussent studieux, que le maître fût consciencieux, les études n'étaient que théoriques et ne pouvaient être que très-incomplètes. Pour ceux qui fréquentaient les hôpitaux, ou qui même y demeuraient à titre d'internes, leurs études devaient être encore bien insuffisantes; ils n'étaient là que pour exécuter les ordres du médecin qui faisait la visite, souvent rapidement, et qui ne pouvait leur donner en passant que des explications rapides et qui n'avaient dans leu succession rien de méthodique. Malgré le dévouement du maître, malgré leur intelligence et leur avidité d'apprendre, ils ne pouvaient avoir que des connaissances de garde-malade ; ils n'étaient pas complétement étrangers à l'art, mais ils ne le possédaient pas. A plus forte raison quand ces conditions favorables ne se rencontraient pas, quand le certificat d'études était un certificat de complaisance, quand le maître et l'élève étaient restés presque étrangers l'un à l'autre, quand les jeunes gens n'étaient ni studieux, ni intelligents, quand le certificat n'était que le résultat d'un trafic, quelles garanties le candidat devait-il offrir à ses examinateurs? et le jury était-il autorisé à être exigent avec de tels postulants? Les examens n'étaient donc qu'une formalité et n'avaient rien de sérieux.

Le législateur avait bien compris tout ce que cette organisation avait de vague et d'inquiétant; aussi il avait imaginé un correctif : il avait obligé l'officier de santé à rester sous l'œil du maître qui l'avait formé. C'était une mesure sage, parce que ce maître devait être un ami pour l'officier de santé, il avait le droit de lui faire des remontrances, il était obligé par honneur de lui continuer son enseignement à chaque occasion et de lui donner des conseils.

J'ai parfois entendu dire que c'était là aussi un danger, parce que les docteurs étant appelés à former des médecins qui plus tard devenaient leurs rivaux, ils avaient tout intérêt à ce que leur instruction soit assez incomplète pour que les populations peu rassurées les appellent souvent en consultation, et pour que l'officier de santé lui-même, peu édifié sur son mérite personnel, éprouve souvent le besoin d'appeler son maître.

Je ne suis pas de cet avis, parce que quand même les maîtres et les élèves eussent fait les plus consciencieux efforts, cet enseignement n'avait rien de comparable à celui des facultés ; les résultats qu'il pouvait donner n'avaient rien qui puisse effrayer les docteurs. J'ai donc la certitude que chacun était de bonne foi et faisait pour le mieux.

Je ne veux pas plus longtemps faire la critique d'un régime

qui a complétement disparu ; mais je devais en dire ce qui précède pour expliquer pourquoi le titre d'officier de santé n'a pas toujours donné à celui qui le portait la juste considération qui appartient au médecin ; je le devais aussi pour démontrer que la mauvaise foi seule ou l'ignorance inspire celui qui ne veut pas reconnaître que le titre d'officier de santé a été relevé ; que c'est de nos jours un titre sérieux tout autant que celui de docteur, et que l'un et l'autre peuvent se trouver ensemble au lit du malade sur le pied d'égalité.

Je serais injuste si je ne disais pas qu'avant les règlements nouveaux, des officiers de santé suivaient déjà les cours des écoles et y acquéraient des connaissances qui, encore aujourd'hui, leur permettent d'exercer leur art avec beaucoup de distinction ; j'en pourrais citer plus d'un parmi ceux qui m'entourent et sont presque mes voisins.

De nos jours les écoles régionales de médecine ont été réorganisées sous le nom d'écoles préparatoires de médecine et de pharmacie, et nul ne peut être admis à subir les examens qui confèrent le diplôme d'officier de santé, s'il ne justifie avoir subi les cours de l'une de ces écoles pendant quatorze trimestres ou ceux d'une des trois Facultés pendant trois ans. Chaque trimestre d'étude porte le nom d'inscription.

Avant que d'être admis dans l'une de ces écoles ou facultés, l'aspirant au titre d'officier de santé doit justifier devant un jury spécial composé de trois membres et formé par les soins du recteur de l'académie, des connaissances enseignées dans les lycées jusqu'en quatrième.

Cet examen se compose :

D'une version latine de la classe de quatrième, de l'explication de trois textes français, latin et grec choisis dans les auteurs vus et expliqués dans la classe de quatrième, d'interrogations sur les grammaires française, latine et grecque.

Des questions sur l'histoire et la géographie de la France, d'opérations d'arithmétique.

Cet examen, quand il a été subi avec succès, donne à l'élève le droit de prendre sa première inscription, qui ne lui est acquise qu'au bout de trois mois, s'il a suivi exactement les cours, et s'il a répondu aux appels qui les précèdent; quand la première inscription est acquise, il prend successivement les autres de la même manière; mais avant que d'être autorisé à prendre la cinquième et la neuvième inscription, l'élève doit subir ce que l'on appelle les examens de fin d'année. Ces examens portent sur les matières qui ont fait l'objet des cours des années d'études correspondantes aux inscriptions. Le résultat de l'examen est soumis à la sanction de la Faculté ou du personnel enseignant des écoles préparatoires. L'élève refusé à cet examen est ajourné à trois mois, et si alors il ne satisfait pas à l'examen, ses inscriptions sont annulées, et il recommence son année d'études.

Quand l'élève a satisfait ainsi à trois années d'études réelles, qu'en plus il produit un certificat qui constate que pendant un an au moins il a fait en qualité d'externe le service d'un hôpital, il est admis à subir les examens définitifs qui sont au nombre de trois, plus une composition écrite sur une question tirée au sort parmi un certain nombre de sujets arrêtés devant le jury. Toutes ces formalités d'inscriptions sont identiquement les mêmes pour tous les élèves en médecine, qu'ils se destinent au doctorat ou qu'ils veuillent être officiers de santé; seulement la loi exige des premiers quatre inscriptions ou une année d'études en plus. Comme on va le voir, cette prescription de la loi ne constitue pour les études qu'une différence illusoire. En effet, les examens d'officiers de santé et ceux du doctorat roulent identiquement sur les mêmes sciences, lesquelles sont exigées complètement pour l'un comme pour l'autre grade; il n'en est aucune partie qui ne soit comprise dans les séries de questions posées aux officiers de santé; les examinateurs sont libres d'interroger sur les parties les plus ardues de chacune d'elles sans que le candidat puisse se plaindre que le programme soit outrepassé.

Dans les Facultés tous les élèves, officiers de santé ou docteurs sont confondus, les cours ont lieu en même temps pour tous, et les professeurs sont les mêmes; les mêmes moyens d'étude sont à leur disposition ; les hôpitaux, les musées, les bibliothèques, tout est à tous.

Il est donc bien certain qu'aujourd'hui aucun candidat ne peut se prévaloir du temps pendant lequel il a étudié ; chacun n'obtient son diplôme qu'après des études sérieuses, réelles et des épreuves complètes. Les prescriptions de la loi n'ont rien d'absolu quant au temps d'études ; elles n'en fixent que le minimum, mais jamais l'école ne ferme ses portes. Il est des officiers de santé qui fréquentent l'école pendant six ans, et des docteurs qui la quittent au bout de quatre ans. La différence n'existe que dans la facilité de chacun pour apprendre; il est des élèves en doctorat qui manquent d'intelligence, et des officiers de santé qui apprennent vite et bien ; comme le contraire peut exister. Ce qu'il y a de certain, c'est qu'aujourd'hui les jurys d'examens veulent des connaissances réelles, et ne délivrent le diplôme qu'après justification complète d'une instruction solide et suffisante. Pour l'un comme pour l'autre grade, il faut savoir tout et le bien savoir.

Pourquoi donc la loi reconnaît-elle deux ordres de médecins, et sur quoi fonde-t-elle la différence des grades? Quand je l'aurai établi, on saura à quoi s'en tenir sur la bonne foi de celui qui se sert d'une bizarrerie de la loi pour chercher à ravir au grade d'officier de santé la considération qui lui appartient comme médecin tout autant qu'au docteur.

On n'entre à l'Ecole-de-Médecine qu'à l'âge de seize ou dix-sept ans. Jusque là chacun a fait des études dans des directions diverses; les uns, suivant les cours des lycées, ont suivi la ligne qui mène aux baccalauréats ; les autres ont étudié aussi, mais ils n'ont pas pris cette voie : arrivés jusqu'à la force des classes de quatrième, ils se sont mis aussitôt à l'étude des sciences, ils sont entrés dans ce qu'on peut appeler les études professionnelles. Ils savent du latin, du grec, du français ; ils peuvent connaître les mathématiques ; ils ont cultivé et développé leurs facultés jusqu'au point égal à celui où les premiers sont arrivés, mais ils ne sont pas bacheliers.

Eh bien, c'est là toute la différence : l'un entre à l'école bachelier, il en sort docteur ; l'autre, qui ne l'est pas, en sort officier de santé ; pourtant ils ont étudié les mêmes sciences, avec les mêmes professeurs ; ils ont vu les mêmes maladies ; ils ont assisté aux mêmes opérations ; ils ont disséqué les mêmes cadavres, pratiqué les mêmes autopsies, et tout cela pendant un temps nécessaire relativement à chacun pour connaître le tout suffisamment, pour satisfaire aux mêmes examens. Ainsi, entre les deux grades la différence n'existe pas sous le rapport des études médicales, il n'y a en tout qu'un peu plus de latin ou de grec, avant l'entrée à l'Ecole-de-Médecine. Pourquoi donc faire avec tant d'éclat des différences entre les deux grades, quand aujourd'hui nous venons de voir supprimer dans les examens du doctorat la seule composition qui s'y faisait en latin. Cette composition était généralement si détestable, qu'elle était une dérision ; on la veut en français aujourd'hui, et on a bien raison. Donc, Messieurs les docteurs, si vous avez su un peu plus de latin en entrant à l'Ecole-de-Médecine, vous n'en savez pas davantage en sortant ; soyez donc modestes et tâchez de ne pas vous faire reprendre sur le français.

Pour être complétement édifié sur le peu de solidité de la différence de scolarité pour l'admission à chacun de ces deux grades, il faut bien que l'on sache que ces différences n'ont jamais eu rien de fixe. Les baccalauréats és-lettres et és-sciences n'ont pas toujours été exigés pour le doctorat : la plupart des grands médecins de notre époque ont subi leurs examens au moment où on ne demandait pas cela, et ils n'en sont pas moins arrivés à la célébrité. Du reste, il faut bien le reconnaître, ce ne sont pas eux qui mettront jamais le pied sur le titre d'officier de santé ; ils savent qu'un peu plus de latin ou de grec ne sauve pas les malades, que la médecine est une, et qu'il y a des hommes capables partout. De nos jours ne voyons-nous pas MM. Velpeau et Trousseau, tous deux si célèbres, depuis longtemps professeurs à la Faculté de Médecine de Paris, s'honorer d'être les élèves de Bretonneau, de l'illustre Bretonneau qui était officier de santé. Ce serait bien plutôt certain docteur qui, dépourvu d'assez de mérite personnel pour se maintenir en relief par-devant l'officier de santé, cherchera à briller par la différence du grade, oubliant qu'en médecine le prestige d'un titre est uniquement dû à la valeur propre de celui qui le possède ; ce n'est pas lui qui fera connaître que M. le sénateur Dumas a proclamé à la tribune du Sénat qu'il y avait des officiers de santé habiles et des docteurs moins capables ; il serait bien embarrassé, peut-être, s'il lui fallait donner la preuve de sa supériorité du côté du grec, du latin ou des sciences mathématiques. Je suis bien persuadé que ce même docteur qui, dans la lutte qui a lieu sur le terrain de la clientèle, invoque son titre comme preuve de sa supériorité sur l'officier de santé, ne tarde pas par des considérations de même valeur, par des manœuvres et des mensonges, par des miracles supposés, par des calomnies, à s'arroger la même supériorité sur les docteurs de même grade que lui, qui l'entourent, et que pour ceux qui veulent bien l'entendre ils sont par-devant lui comme s'ils n'étaient pas. Ne pouvant arriver à la supériorité par le mérite, il cherchera des crédules qui lui élèveront le piédestal qu'il convoite, et il s'en trouve.

Les sciences qui font spécialement l'objet des études médicales sont au nombre de dix-huit ; les examens des officiers de santé les comprennent toutes et dans l'ordre suivant :

Anatomie. .... Physiologie	1er, 2e, examens de fin d'année, 1er examen définitif.
Anatomie pathologique......... Pathologie médicale .... — chirurgicale..	1er, 2e, 3e examens de fin d'année, 2e examen définitif.

Chimie organique.	1er examen de fin d'année.
Pharmacie & toxicologie	1er examen de fin d'année.
Physique médicale.	1er examen de fin d'année.
Histoire naturelle médicale	1er examen de fin d'année.
Opérations & appareils.	3e de fin d'année.
Pathologie et thérapeutique générales.	1er, 2e, 3e de fin d'année, 2e définitif.
Hygiène.	3e de fin d'année.
Thérapeutique & matière médicale.	1er, 2e, 3e de fin d'année, 3e définitif.
Médecine légale	3e de fin d'année.
Accouchements, maladies des femmes en couche et des enfants nouveaux-nés.	2e fin d'année, 2e définitif.
Clinique médicale	2e fin d'année, 3e définitif.
Clinique chirurgicale.	1re fin d'année, 3e définitif.
Clinique d'accouchement	2e fin d'année, 3e définitif.

Comme on le voit par ce tableau, aucune des sciences médicales ne reste étrangère aux officiers de santé qui sont astreints à faire leurs preuves sur toutes. Aussi, on peut dire avec raison, que si la loi dispensait les officiers de santé des diplômes de bacheliers ès-lettres et ès-sciences qui, en définitive, au point de vue de la médecine, ne sont que des formalités, les officiers de santé n'auraient rien à apprendre pour satisfaire aux épreuves du doctorat.

La loi a apporté deux restrictions à l'exercice de la médecine par les officiers de santé. J'ai déjà établi les raisons qui ont motivé la première, qui veut que l'officier de santé n'exerce que dans les départements pour lesquels il a été reçu, au contraire, des docteurs qui exercent dans toute la France; cette disposition légale est appelée à disparaître. Déjà elle a été l'objet de nombreuses critiques, et l'on assure que la loi qui s'élabore en ce moment en fera justice. Déjà même les parquets n'interviennent contre les officiers de santé reçus dans un autre département que sur une dénonciation par un intéressé; et quand même elle subsisterait contre toutes les raisons qui la condamnent, le médecin qui a étudié dans une école ne sera jamais embarrassé de subir à nouveau les examens qui lui donnent le droit de changer de département.

La seconde restriction ne permet aux officiers de santé la pratique des grandes opérations chirurgicales que sous la surveillance et l'inspection d'un docteur, et elle établit une pénalité contre celui qui, par inexpérience, causerait des blessures ou la mort. Mais les docteurs ont, dans le Code pénal, la même restriction ; les articles 319 et 320 disent : « Quiconque, par maladresse, imprudence, inattention, négligence ou inobservation des règlements, aura commis involontairement un homicide ou en aura été involontairement la cause, sera puni, etc.

» S'il n'est résulté du défaut d'adresse ou de précaution que des blessures ou coups, la peine sera, etc., etc. » — Donc les docteurs n'ont, pas plus que les officiers de santé, le droit de faire ce qu'ils ne savent pas ou savent mal.

Ces restrictions n'ont pas été apportées à l'exercice de la médecine pour gêner systématiquement la pratique des officiers de santé ; elles n'ont été formulées que pour armer la loi contre les incapables et les téméraires ; mais jamais il n'est venu à la pensée d'aucun magistrat de poursuivre un officier de santé qui aurait réussi une opération ; les parquets ne le poursuivraient, comme ils le feraient pour le docteur, que dans le cas où il y aurait ignorance ou maladresse. Mais les cas où la justice intervient sont très-rares, parce que jamais une grande opération n'est faite par un seul médecin, et ensuite parce que la loi n'a pas défini ce qu'elle entend par les grandes opérations chirurgicales, et les auteurs de médecine légale eux-mêmes, n'ont pas pu se mettre d'accord sur ce sujet. Il est certain, du reste, que le texte de cette loi n'est pas conforme à la manière dont on doit l'interpréter. En effet, une opération mal faite ne serait pas excusable par cela seul qu'un docteur y aurait assisté ; la lésion n'en subsisterait pas moins, et la maladresse serait tout aussi évidente.

Il résulte donc bien que l'officier de santé, capable d'exécuter une opération conformément aux principes de l'art, n'a rien à redouter de la taquinerie ou de la jalousie des docteurs; et cela est juste, car en France le monopole ne peut plus exister en faveur ni au détriment de qui que ce soit; la loi a sagement environné de précautions la prise du diplôme du médecin, parce que la santé publique demande des garanties, mais elle ne peut entraver les capacités qui ont fait leurs preuves; elle ne peut que poursuivre les abus, de quelque part qu'ils proviennent.

www.ingramcontent.com/pod-product-compliance
Lightning Source LLC
LaVergne TN
LVHW052039160826
845678LV00003B/1433

9782329626178